Wichtiger Hinweis:

Nicht nur der gesamte medizinische Bereich, sondern auch Naturheilverfahren sind ständigen Entwicklungen unterworfen. Deshalb ist jede Benutzerin eines Präparats angehalten, den Beipackzettel eines jeweiligen Mittels sorgfältig zu überprüfen, denn die Einnahme beziehungsweise die Gabe eines Präparats erfolgt auf eigene Verantwortung. Die Autorin appelliert an jede Frau, etwaige Ungenauigkeiten dem Verlag mitzuteilen.

Besonders kenntlich gemacht sind geschützte Warennamen nicht, es handelt sich also nicht immer um einen freien Warennamen.

Dieser Ratgeber erhebt nicht den Anspruch auf Vollständigkeit. Die Empfehlungen beruhen auf gesammelten Erfahrungen und sind nicht evidenzbasiert.

Die Inhalte dieses E-books sind urheberrechtlich geschützt. Ohne die Zustimmung der Autorin oder des Verlags ist jede Art von Verwertung (Übersetzungen oder Vervielfältigungen) nicht erlaubt und strafbar.

Impressum

Kerstin Hain
Hebamme
An der Siegtalbrücke 22
57080 Siegen

Email: hain.kerstin@freenet.de

Inhalt

Seite

> Vorwort   4 - 5

> **Allgemeines kurz erklärt**
- Homöopathie   6 - 8
- Akupunktur   9
- Ernährung   10 - 12

> **Schwangerschaftsbeschwerden sanft behandeln**
- Eisenmangel (Anämie)   13 - 14
- Angstgefühle   15
- Ausfluss (Fluor genitalis)   16 - 17
- Bauchdecken-Dehnung   18
- Blähungen   19 - 20
- Hämorrhoiden   21 - 22
- Harnwegsinfekt   23 - 25
- Bluthochdruck (Hypertonie)   26 - 27
- Niedriger Blutdruck (Hypotonie)   28 - 29
- Ischias-Schmerz und Rückenschmerzen   30 - 32
- Taube Fingerspitzen (Karpaltunnel-Syndrom)   33 - 34
- Kopfschmerzen   35 - 37
- Krampfadern   38
- Abhängigkeit von Nikotin, Drogen oder Alkohol   39 - 40
- Verstopfung (Ostipation)   41 - 42
- Wassereinlagerungen (Ödeme)   43 - 44
- Schlafstörungen   45 - 47
- Schwangerschaftskontraktionen   48 - 49
- Schwangerschaftsjucken   50 - 51
- Schwangerschaftsstreifen   52 - 53
- Sodbrennen   54 - 55
- Symphysenbeschwerden   56
- Übelkeit und Erbrechen   57 - 59

- Völlegefühl 60 - 61
- Vorzeitige Wehen 62 - 64
- Wadenkrämpfe 65
- Zahnfleischbluten 66

> **Infektionen in der Schwangerschaft** 67 - 68

> **Glossar** 69

> **Literatur** 70

Hallo liebe Frauen, liebe Schwangere,

ich bin Kerstin Hain und selbst Mutter. Über 25 Jahre lang habe ich leidenschaftlich gerne als Hebamme gearbeitet, davon 18 Jahre in einer eigenen Praxis. In dieser Zeit habe ich nahezu 1.200 Entbindungen begleitet und viele sehr wertvolle Erfahrungen gesammelt. Dabei kam immer wieder zum Vorschein, dass sich die meisten werdenden Mütter einen guten Ratgeber gewünscht hätten, um ihre Schwangerschaft so angenehm wie möglich gestalten zu können – und das vor allem in Eigenbehandlung mit möglichst natürlichen und sanften Methoden. Denn viele Beschwerden während einer Schwangerschaft bedürfen natürlich nicht einer sofortigen medizinischen Therapie, oft reichen nach Abklärung der Symptome und der Gesamtsituation allgemein stützende und pflegende Maßnahmen.

Leider haben mich gesundheitliche Gründe dazu veranlasst, meine Hebammentätigkeit sehr stark einzuschränken. Da aber meine Leidenschaft für diesen Beruf und vor allem der Wunsch, Frauen während ihrer Schwangerschaft bis hin zur Geburt zu begleiten, immer noch stark in mir verankert sind, habe ich mich entschieden, mit all meinem Wissen und allen Erfahrungen einen Ratgeber für schwangere Frauen zu schreiben. Und genau dieser liegt jetzt vor dir.

Mir geht es darum, dir einfache und praktische Anleitungen bezüglich erprobter alternativer Behandlungsmöglichkeiten von Schwangerschaftsbeschwerden zu übermitteln und es ist mein Bestreben, dich als Frau in deiner Selbstbestimmung zu stärken und dich darin zu motivieren, auf deine Selbstheilungskräfte zu vertrauen.

Ich sehe meine Empfehlungen als Hinweise und nicht als Verordnungen und vertraue auf deine weibliche Intuition. Ich wünsche dir und mir, dass dich dieser Ratgeber während deiner Schwangerschaft dabei unterstützt, auftretende Beschwerden zum Wohle deines Kindes und deiner selbst möglichst sanft zu behandeln.

Von Herzen alles Gute,
deine Kerstin Hain

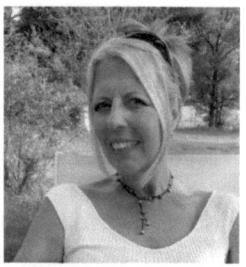

Was ist eigentlich Homöopathie?

Homöopathische Mittel bestehen aus mineralischen, tierischen und pflanzlichen Substanzen und sind in ihrer feinstofflichen Qualität als Kügelchen (Globuli), Tropfen, Tabletten oder Pulver erhältlich. Diese homöopathischen Mittel sind in der Lage, körperliche, seelische sowie geistige und emotionale Beschwerden auf einer anderen Ebene zu heilen, als es die herkömmlichen grobstofflichen Medikamente mit ihren überwiegend chemisch hergestellten Wirkstoffen vermögen.

Als Begründer der Homöopathie gilt der deutsche Arzt Samuel Hahnemann (1755 - 1843). Auf dem von ihm entwickelten Grundsatz, 'Ähnliches möge mit Ähnlichem geheilt werden' („Similia similibus curentur"), basiert das homöopathische Prinzip, wonach Krankheiten durch solche Mittel geheilt werden sollen, die bei Gesunden ähnliche Krankheitssymptome entstehen lassen, wie sie bei Kranken festzustellen sind. Schwerpunkt homöopathischer Verfahren ist die sogenannte Potenzierung, was quasi als Dosierung verstanden werden kann. Dabei durchlaufen die Grundsubstanzen der homöopathischen Mittel unterschiedlich starke Verdünnungsprozesse bei gleichzeitiger Dynamisierung durch Verschüttelung oder Verreibung.

Die homöopathischen Mittel bedienen sich der Heilkraft der Natur und können einen hervorragenden Beitrag zur Eigenbehandlung bei leichten Beschwerden und unkomplizierten Krankheiten in der Schwangerschaft leisten. Sie sind wirksam, unschädlich und verursachen keinerlei Nebenwirkungen. Darüber hinaus regen sie die Selbstheilungskräfte des Körpers an und stören das gesunde Wachstum des Ungeborenen nicht, was bei den meisten pharmazeutischen Präparaten in Frage gestellt werden darf. Auch die während einer Schwangerschaft teils sehr stark aufkeimenden Emotionen gelangen durch homöopathische Mittel zu einer angenehmen Ausgeglichenheit.

Was gilt es bei homöopathischen Mitteln zu beachten?
Homöopathische Mittel können in der Apotheke oder online erworben werden. Sie sind preiswert und bei einer kühlen, trockenen sowie dunklen Lagerung über Jahre haltbar. Es gilt, die angegeb-enen Dosierungsvorschriften genau einzuhalten. In seltenen Fällen kann es während der Einnahme homöopathischer Arznei zu einer kurzen Verschlimmerung der Beschwerden kommen. Dieses Phänomen nennt sich „Erstverschlimmerung" und ist als Heilreaktion zu deuten. Im Falle einer Erstverschlimmmerung muss das Mittel so lange abgesetzt werden, bis die Beschwerden wieder auf ihr ursprüngliches Maß zurückgegangen sind.

Wie werden homöopathische Mittel richtig eingenommen?
• Ein homöopathisches Mittel sollte möglichst auf nüchternen Magen eingenommen werden, in keinem Fall aber unmittelbar vor oder nach dem Essen.

• Tabletten, Kügelchen oder Tropfen einfach auf der Zunge zergehen lassen, damit sie von den Mundschleimhäuten aufgenommen werden können. Die homöopathischen Mittel sollten nicht heruntergeschluckt werden, da der Kontakt der Mittel mit Magensäure deren Wirkung zunichte macht.

• Ärztlich verordnete Medikamente können weiterhin eingenommen werden, jedoch nicht gleich-zeitig mit den homöopathischen Mitteln. Es kommt nicht zu Unverträglichkeiten durch homöopathische Mittel, es ist jedoch möglich, dass die homöopathische Arznei durch konventionelle Medikamente in ihrer Wirkung abgeschwächt wird oder gar nicht zur Entfaltung kommt. Lasse mindestens eine Stunde zwischen der Einahme von konventionellen Medikamenten und der von homöopathischen Mitteln vergehen.

- Bei der Homöopathie ist weniger mehr, das heißt: Nehme nur die homöopathischen Mittel ein und gebe ihnen die Chance zu wirken. Je mehr du zusätzlich einnimmst, umso weniger wird es dir helfen.

- Verzichte während der Einnahme von homöopathischen Mitteln auf Kaffee und Alkohol und achte darauf, eine fluorfreie Zahnpaste zu verwenden

Im Allgemeinen wirken homöopathische Mittel innerhalb von etwa zwei Tagen oder früher, so dass das jeweilige Mittel dann wieder abgesetzt werden kann. Je nach Art der Beschwerde kann es aber auch vorkommen, dass man ein Mittel bis zu zwei Wochen lang einnehmen muss, bis sich eine Besserung einstellt.

Schwangerschaftsbeschwerden mit Akupunktur behandeln

Es gibt sehr viele Schwangere, die bezüglich ihrer Schwangerschaftsbeschwerden mit Akupunktur äußerst positive Erfahrungen machen, um Beschwerden wie Übelkeit, Rückenschmerzen, Sodbrennen und Co. auf sanfte Art zu lindern oder vollkommen beschwerdefrei zu werden. Die Wirksamkeit der Akupunktur ist mittlerweile sogar von der Wissenschaft anerkannt.

Die Akupunktur entspringt der Traditionellen Chinesischen Medizin (TCM), wonach Schmerzen eine Blockade der Lebensenergie bedeuten. Um diese Blockaden zu lösen und die Lebensenergie wieder ins Gleichgewicht beziehungsweise wieder ins Fließen zu bekommen, werden bei der Akupunktur sehr feine, nur 0,3 Millimeter dicke Nadeln eingesetzt, deren Einstiche nicht als schmerzhaft empfunden werden, jedoch zu spüren sind. Und das ist auch gut so, denn wenn sich rund um die Einstichstelle ein kribbelndes oder elektrisierendes Gefühl ausdehnt, ist eine Wirkung erzielt.

Die Akupunktur ist eine ganzheitlich wirkende Methode und bringt die Selbstregulationskräfte des Körpers in Schwung. Die TCM spricht von über 360 Akupunkturpunkten, die sich über den gesamten menschlichen Körper verteilen. Bei einer Anwendung der Akupunktur werden – je nach Art der zu behandelnden Beschwerde – bis zu 15 dieser Punkte stimuliert. Die Behandlung erfolgt ohne jegliche Medikamente, so dass das Ungeborene von möglichen Nebenwirkungen irgendwelcher medikamentösen Mittel völlig verschont bleibt.

Meine Buchempfehlung:
Akupunktur für Hebammen, Geburtshelferund Gynäkologen
Von Ansgar Römer

Ernährung in der Schwangerschaft

Mit einer vielseitigen, abwechslungsreichen und vollwertigen Ernährung während deiner Schwangerschaft verhilfst du deinem Kind zu einem guten Start ins Leben. In diesem Zusammenhang gilt es zu bedenken, dass die meisten der in den Supermärkten angebotenen Lebensmittel einerseits kaum noch natürliche Nährstoffe enthalten, andererseits aber mit allerlei Chemie wie Konservierungsstoffen, Geschmacksverstärkern und Stabilisatoren durchsetzt sind.

Was du im konventionellen Supermarkt kaufen kannst, sind überwiegend als Lebensmittel getarnte Füllstoffe, die zwar satt machen und mittels künstlicher Verarbeitung auch gut schmecken, aber sie verfügen kaum noch über lebensspendende Energie. Eine solche Ernährung solltest du auch über die Schwangerschaft hinaus vermeiden. Schließlich geht es darum, deinem Kind auch nach der Geburt eine vollwertige Ernährung zu bieten, damit es sich gesund entwickeln kann. Nutze deine Schwangerschaft als Einstieg in eine bewusstere und gesündere Ernährung für dich und deine Familie.

Um die Funktionen des Körpers und seiner Organe auf Dauer gesund zu halten, ist dieser auf die Zufuhr von Vitaminen, Mineralien, Enzymen, Spurenelementen, sekundären Pflanzenstoffen, Chlorophyll und hochwertigen Faserstoffen angewiesen. Und diese wichtigen Stoffe findest du in ausreichender Menge nicht in industriell hergestellter Nahrung, sondern nur in natürlich gereiftem Obst und Gemüse und hochwertigen Fleischprodukten. Demgemäß sollte deine Ernährung hauptsächlich aus frischer Kost bestehen, es gilt der Grundsatz: Qualität vor Quantität!

Meinen Erfahrungen nach fällt es den meisten Schwangeren sehr schwer, ihre bisherigen Essgewohnheiten mit Beginn der Schwangerschaft kurzfristig zu ändern. Hier ist es hilfreich, nach und nach einzelne Nahrungsbestandteile durch gesündere auszutauschen. Auch die Inanspruchnahme einer Ernährungsberatung kann helfen, sich von den verinnerlichten Essgewohnheiten zu lösen.

Praktische Ernährungstipps:

- In der ersten Schwangerschaftshälfte sind 300 kcal/Tag und in der zweiten Hälfte 600 kcal/Tag mehr an Nahrung zuzuführen, um das Wachstum der plazentaren (von Plazenta = Mutterkuchen) Spiralarterien zu fördern.

- Erhöhe den Verzehr von frischem Obst und Gemüse, wenn möglich in Bio-Qualität.

- Genehmige dir drei bis fünf Mahlzeiten täglich.

- Iss mehr Kartoffeln, Vollkornprodukte und Hülsenfrüchte, um das kindliche Wachstum zu fördern.

- Vermeide den Verzehr von rohem Fleisch und rohem Fisch, denn beides kann die Infektionskrankheiten Toxoplasmose und Listeriose auslösen, die für das Ungeborene sehr gefährlich werden können.

- Bevorzuge beim Einkauf deiner Lebensmittel regional erzeugte Produkte auf Märkten, oder kaufe direkt beim Erzeuger ein.

- Bereite so viel wie möglich deines Essens selbst zu! So vermeidest du den Verzehr von chemischen Zusatzstoffen, die in industriell hergestellter Nahrung in bedenklicher Anzahl enthalten sind.

- Vermeide frittierte Speisen, fett- und zuckerreiche Nahrungsmittel, gesüßte Getränke sowie jegliche Art von Fastfood.

- Trinke 2 bis 2,5 Liter am Tag, vorzugsweise stilles Mineralwasser oder gesunden Tee ohne Zucker. Wasser ist das wichtigste Lebensmittel überhaupt und deswegen solltest du bei Wasser besonders auf eine gute Qualität achten. Vermeide es unbedingt, Wasser aus Plastikflaschen zu trinken, denn die meisten Plastikflaschen enthalten Weichmacher (Bisphenol A), die sich in der Flasche lösen können, ins Wasser übergehen und dir sowie deinem ungeborenen Kind nicht gut tun.

- Wasserfilter: Der beste und sicherste Weg, gutes Trinkwasser zu bekommen, ist die Anschaffung eines hochwertigen Wasserfilters.

Eisenmangel (Anämie)

Ab der achten Schwangerschaftswoche kann es bei vielen Frauen zu einem Eisenmangel kommen. Dieser macht sich durch Erschöpfung, Kurzatmigkeit und eine auffallend hohe Infektionsanfälligkeit bemerkbar. Weitere Anzeichen sind brüchige Nägel oder Haare, rissige Mundwinkel, Kopfschmerzen, Herzklopfen oder auch Ohrensausen.

Eisen ist für die Bildung von Hämoglobin unerlässlich. Hämoglobin, ein eisenhaltiger Proteinkomplex in den roten Blutkörperchen, versorgt diese mit lebensnotwendigem Sauerstoff.

Der auftretende Eisenmangel ist durch die allgemeine Zunahme des Blutvolumens während der Schwangerschaft zu erklären, schließlich will dein zwar noch ungeborenes, aber zügig heranreifendes Kind mit ausreichend Blut versorgt sein, damit es eine gesunde Entwicklung vollziehen kann.

Der Bedarf an Eisen erhöht sich in der Schwangerschaft auf Grund dieses erweiterten Blutvolumens deutlich. Im Rahmen der üblichen und deine Schwangerschaft begleitenden Vorsorgeuntersuchungen werden regelmäßig Blutbilder erstellt, die unter anderem auch anzeigen, ob deine Hämoglobin-Werte in Ordnung sind.

Mein Rat:

• Reduziere den Genuss von Kaffee und schwarzem Tee, oder verzichte im Idealfall komplett auf diese Substanzen, denn beide hemmen die Eisenaufnahme.

- Iss viel Lebensmittel mit einem hohen Eisengehalt: Paranüsse, rotes und grünes Gemüse, Vollkornprodukte, Hülsenfrüchte, Hirse, Petersilie, Möhren und Rote Bete.

- Bereite dir einen Schwangerschaftstee zu, der die Aufnahme von Eisen fördert: Nehme hierfür zu gleichen Anteilen Brennesselkraut, Frauenmantel, Himbeerblätter, Johanniskraut, Melissenblätter und Zinnkraut und reicher alles mit Zitrone an – täglich 3 Tassen vom zubereiteten Tee trinken.

- Konsumiere Vitamin C, das die Verwertung von Eisen aus pflanzlichen Lebensmitteln erhöht: Es empfehlen sich naturreine Fruchtsäfte und/oder das Beträufeln eisenhaltiger Nahrungsmittel mit Zitrone.

Homöopathisches Mittel

Ferrum phosphoricum 30c
Ein schiefergraues Pulver, welches eine chemische Verbindung aus Eisen (Ferrum) und Phosphat (Phosphoricum) darstellt. Beide Stoffe sind Elemente des Periodensystems und gelten als lebensnotwendig für den menschlichen Körper.
3 x täglich 5 Globuli

Im Allgemeinen wirken homöopathische Mittel innerhalb von etwa zwei Tagen oder früher, so dass das jeweilige Mittel dann wieder abgesetzt werden kann. Je nach Art der Beschwerde kann es aber auch vorkommen, dass man ein Mittel bis zu zwei Wochen lang einnehmen muss, bis sich eine Besserung einstellt.

Angstgefühle

Bei vielen Schwangeren schleichen sich verschiedene Ängste und Sorgen ein, die ganz unterschiedliche Ursachen haben können: Von Gedanken verursachte Sorgen drehen sich um die Geburt an sich, sie befassen sich mit der Veränderung des Körpers und mit der Veränderung der allgemeinen Situation, sie behandeln das Thema, ob das Baby auch gesund zur Welt kommt, und sie fragen danach, wie es nach der Geburt wohl so zu dritt sein wird.

Dies sind alles nur Gedanken und nicht die Realität, die nimmt ihren eigenen Weg. Vertrauen ins Geschehen des neuen Werdens ist hier die beste Empfehlung!

Mein Rat:

• Suche immer wieder das Gespräch mit deinem Partner, mit Freunden, der Ärztin/dem Arzt oder erfahrenen Therapeuten.

• Öffne dich für Phantasiereisen, auf denen du dein Kind erlebst, wie es sich in dir entwickelt.

• Öffne dich auch für Entspannungstechniken wie Autogenes Training, Meditation oder Yoga.

• Auch ein Spaziergang hilft, um auf andere Gedanken zu kommen und zusätzlich atmest du bei dieser Gelegenheit frischen Sauerstoff für dich und dein Kind ein.

• Außerordentlich gute Ergebnisse werden mit Akupunktur erzielt.

Meine Buchempfehlung:
Akupunktur für Hebammen, Geburtshelfer und Gynäkologen
Von Ansgar Römer

Ausfluss (Fluor genitalis)

Durch die enormen hormonellen Veränderungen während der Schwangerschaft kommt es bei fast jeder Frau im Scheidenbereich zu unangenehmen Reaktionen wie Ausfluss, Rötungen und Juckreiz. Hierbei ist auch immer eine mögliche Pilzinfektion in Betracht zu ziehen!

Zwar ist Ausfluss etwas Unangenehmes, er hat aber auch seine positiven Seiten. Ausfluss enthält Milchsäurebakterien, die im Genitalbereich für ein saures Milieu sorgen, was Krankheitserreger daran hindert, sich auszubreiten. Ist der Ausfluss klar bis weißlich und geruchslos, ist dies ein Zeichen für eine gesunde Scheidenflora.

Mein Rat:

- Vermeide oder reduziere stark den Verzehr von Süßigkeiten.

- Übertreibe es nicht mit der Intimhygiene und verwende dabei nur Wasser sowie keine Seife oder irgendwelche Duschgels.

- Die Scheidenflora mit Natur-Joghurt behandeln. Hierzu wird ein Tampon einfach in Joghurt getaucht und anschließend eingeführt.

- Trage Unterwäsche aus Baumwolle und benutze keine Slipeinlagen mit Plastikfolien.

- Majorana Vaginal-Gel von Wala: 3 x wöchentlich bis 1 x täglich intravaginal anwenden.

- Majorana Melissa Vaginaltabletten von Weleda: Am Abend 1 Tablette intravaginal.

Homöopathische Mittel (immer nur eins der hier empfohlenen Mittel einnehmen!)

Acidum muriaticum 9c
Wenn du Rückenschmerzen hast und und wenn deine Scheide berührungsempfindlich ist, oder wenn du oft müde oder traurig bist.
3 x täglich 5 Globuli

Pulsatilla 12c
Wenn du weinerlich, sehr emotional bist und das Gefühl hast, dass dich niemand versteht und wenn dir frische Luft gut tut und wenn du Rückenschmerzen sowie einen dickflüssigen Ausfluss hast.
1 x täglich 5 Globuli

Sepia 12c
Wenn du kritisch, reizbar, empfindlich, voller Ablehnung und oft erschöpft bist, wenn du ein Brennen und Stechen in der Scheide und an den Schamlippen spürst und wenn dein Ausfluss gelb bis milchig ist und sehr unangenehm riecht.
1 x täglich 5 Globuli

Im Allgemeinen wirken homöopathische Mittel innerhalb von etwa zwei Tagen oder früher, so dass das jeweilige Mittel dann wieder abgesetzt werden kann. Je nach Art der Beschwerde kann es aber auch vorkommen, dass man ein Mittel bis zu zwei Wochen lang einnehmen muss, bis sich eine Besserung einstellt.

Bauchdecken-Dehnung

Zwischen der 15. und 22. Schwangerschaftswoche ist es normal, dass du als Schwangere wöchentlich etwa 260 bis 400 Gramm an Gewicht zunimmst. Je schneller der Bauch dabei wächst, desto mehr dehnt sich die Haut.

Diese Bauchdecken-Dehnung ist zwar nicht schmerzhaft, aber sie kann sehr unangenehm werden, da die Haut oftmals mit einem Juckreiz und/oder einem starken Spannungsgefühl reagiert. Nicht jede Schwangere bekommt es mit den Auswirkungen der Bauchdecken-Dehnung zu tun, allen Beobachtungen nach sind es überwiegend sehr schlanke Frauen mit einer gut entwickelten Bauchmuskulatur. Bei manchen Frauen können sich Juckreiz und Spannungsgefühl über die restliche Schwangerschaft erstrecken.

Mein Rat:

- Es hilft, die Haut mit einer feuchtigkeitsspendenden Lotion einzucremen.

- Täglich etwas Körperöl auf dem Bauch verteilen und mit sanften, kreisenden Bewegungen massieren.

- Eine behutsame Massage mit einem Luffahandschuh tut der Haut gut, denn diese regt die Durchblutung an. Auch eine Zupfmassage hilft: jeweils eine kleine Hautpartie mit Daumen und Zeigefinger greifen und leicht hochziehen.

- Rosmarinöl, das der Haut beziehungsweise dem Gewebe Nahrung spendet. 2 x täglich 3 bis 8 Tropfen im Uhrzeigersinn einmassieren.

Blähungen

Durch die schwangerschaftsbedingte Umstellung der Ernährung zu gesünderer und ballaststoffreicherer Kost kommt es häufig zu Blähungen. Dies begründet sich nicht in der geünderen Ernährung als solche, sondern in der Umstellung der Essgewohnheiten überhaupt. Der Magen-Darm-Trakt reagiert – egal in welcher Qualität die Ernährungsumstellung erfolgt –, er reagiert mit der Verlangsamung der Verdauung und es bilden sich vermehrt Darmgase, die dem Körper als Blähungen entweichen.

Mein Rat:

• Meide Kohl, Pflaumen und Hülsenfrüchte und iss stattdessen vermehrt Kartoffeln, Haferflocken, Reis und Äpfel.

• Langsam essen und gut kauen – bei hastigem Essen wird vermehrt Luft geschluckt und diese begünstigt die Bildung von Blähungen.

• Statt kohlensäurehaltigem Wasser solltest du stilles Wasser in guter Qualität bevorzugen.

• Unternehme tägliche Spaziergänge.

• Fencheltee hilft bei der Linderung von Blähungen.

Homöopathische Mittel (immer nur eins der hier empfohlenen Mittel einnehmen!)

China 30c
Wenn du schlecht gelaunt, nervös und überempfindlich bist und dadurch andere verletzt.
Bei einem aufgeblähten und empfindlichen Bauch.

Wenn dir angenehme weite Kleidung eine Verbesserung bringt.
Bei einem Gefühl von Schwäche.
Bei Essen aus Gewohnheit.
Wenn Aufstoßen keine Besserung bringt.
3 x täglich 5 Globuli

Pulsatilla 12c
Wenn du reizbar, launisch und nörglerisch bist.
Wenn du nach viel Zuwendung verlangst.
Bei Unverträglichkeit von Fett und keinem Durst.
Bei Verlangen nach Frischluft.
1 x täglich 5 Globuli

Im Allgemeinen wirken homöopathische Mittel innerhalb von etwa zwei Tagen oder früher, so dass das jeweilige Mittel dann wieder abgesetzt werden kann. Je nach Art der Beschwerde kann es aber auch vorkommen, dass man ein Mittel bis zu zwei Wochen lang einnehmen muss, bis sich eine Besserung einstellt.

Hämorrhoiden

Bei ungefähr der Hälfte aller Schwangeren kommt es zur Ausbildung von Hämorrhoiden, womit nichts anderes als die Erweiterung der Blutgefäße am Darmausgang gemeint ist. Durch die aktiv gewordenen Schwangerschaftshormone erfolgt eine allgemeine „Weich- und Weitstellung" vieler Körperbereiche, wovon letztendlich auch die Gefäße im Enddarmbereich betroffen sind und zu besagten Hämorrhoiden führen. In den meisten Fällen verschwinden die Hämorrhoiden mit der Beendigung der Schwangerschaft wieder vollkommen.

Mein Rat:

- Um Hämorrhoiden in der Schwangerschaft vorzubeugen, solltest du drei grundsätzliche Dinge beherzigen: eine **gesunde Ernährung** mit vielen Ballaststoffen (Vollkornprodukte, Salate, Gemüse, Obst), die die Darmtätigkeit anregen, **viel trinken**, am besten stilles Mineralwasser, und sorge für **ausreichend Bewegung** mittels Sport oder ausgiebiger Spaziergänge.

- Auch Beckenbodenübungen sind eine effektive Maßnahme, um Hämorrhoiden entgegenzuwirken. Auf Youtube findest du zahlreiche Videos, die dich Schritt für Schritt mit Beckenbodenübungen vertraut machen.

- Myrte, Schafgarbe, Zypresse als Salbengrundlage, die du dir in der Apotheke mischen lassen kannst, oder nehme die gleichen Substanzen als Kraut mit Salz vermischt für ein kühles Sitzbad.

- Quercus Salbe von Wala für die leichte äußere Massage.

- Quercus Hämorrhoidalzäpfchen von Wala, 2 x täglich einführen.

- Bereite dir einen Schwangerschaftstee zu, der auch die Aufnahme von Eisen fördert: Nehme hierfür zu gleichen Anteilen Brennesselkraut, Frauenmantel, Himbeerblätter, Johanniskraut, Melissenblätter und Zinnkraut und reicher alles mit Zitrone an – täglich 3 Tassen vom zubereiteten Tee trinken.

- Hamamelis comp. von Weleda: Mehrmals täglich dünn im Afterbereich auftragen.

Harnwegsinfekt

Das Schwangerschaftshormon Progesteron sorgt für eine weiche sowie lockere Muskulatur. Dies geschieht, damit sich die Gebärmutter, der Uterus, ungehindert ausdehnen und wachsen kann. Dieser Prozess hat aber auch Einfluss auf die Harnleiter, die sich durch das Progesteron ebenfalls erweitern und es somit Keimen oder Bakterien leicht machen, aufzusteigen und in die Blase zu gelangen.

Hinzu kommt, dass die wachsende Gebärmutter auf die Harnleiter drückt, wodurch sich der Urinabfluss enorm verlangsamt und es Bakterien ermöglicht, sich festzusetzen. Ein vorliegender Harnwegsinfekt sollte immer ärztlich behandelt werden. Mögliche Anzeichen hierfür sind:

* Schmerzen oder Brennen beim Wasserlassen oder ständiger Harndrang.
* Blasenschwäche oder nur eine tröpchenweise Entleerung der Blase.
* Temperaturschübe zwischen heiß und kalt oder Schüttelfrost / erhöhte Temperatur.
* Stark riechender Urin oder Eiter beziehungsweise Blut im Urin.
* Schmerzen beim Geschlechtsverkehr.
* Schwindel oder Brechreiz.

Mein Rat:

* Erhöhe deine Trinkmenge, denn dadurch wird es Keimen und Bakterien erschwert, sich in den Harnwegen und der Blase einzunisten, sie werden sozusagen wieder hinausgebeten. Trinke viel stilles Mineralwasser aus Glasflaschen oder Blasentee.

- Zubereitung eines Blasen-/Heiltees: 1 Teelöffel mit Birkenblättern und Süßholz in eine Tasse geben und 10 Minuten ziehen lassen, 2 Tassen pro Tag trinken.

- Verzichte so gut wie möglich auf Zucker.

- Sorge für die Zufuhr von viel natürlichem Vitamin C aus Obst, vor allem Äpfel, Orangen und Zitronen.

- Verzichte bei der täglichen Intimpflege auf Seifen, antiseptische Cremes und Intimsprays/-puder, denn diese Mittel irritieren den sensiblen Harnwegebereich.

- Halte deine Füße warm, am besten mit selbstgestrickten Socken.

- Wärmflasche auf den Unterbauch legen.

- Wannenbäder solltest du möglichst selten einsetzen und wenn, dann nur kurze Zeit im Wannenbad verweilen. Wichtig: Es sollte immer jemand in deiner Nähe sein, da die Gefahr von Kreislaufschwankungen besteht.

- Achte darauf, täglich die Unterwäsche zu wechseln.

- Trage Baumwollunterhosen und verzichte auf synthetische Strumpfhosen.

- Nierentonikum von Wala, 3 x täglich.

Homöopathische Mittel (immer nur eins der hier empfohlenen Mittel einnehmen!)

Apis 30c
Wenn du stechende Schmerzen beim Wasserlassen hast, bei häufigem Harndrang und wenig Urin, und wenn du fast keinen Durst hast.
Wenn du keine enge Kleidung und Wärme magst.
Wenn du gereizt reagierst oder apathisch bist.
Wenn Wärme deinen Zustand verschlimmert.
3 x täglich 5 Globuli

Belladonna 30c
Bei unfreiwilligem Urinabgang.
Bei innerer Unruhe und Schweißausbrüchen.
3 x täglich 5 Globuli

Nux vomica 12c
Wenn du Druck in der Blase verspürst, aber dennoch wenig Urin abgeht.
Bei Reizbarkeit und Überempfindlichkeit.
Wenn die Beschwerden nach Kaffee schlimmer werden.
Wenn die Beschwerden bei Kälte schlimmer werden.
Wenn dir Wärme gut tut.
1 x täglich 5 Globuli

Sepia 12c
Wenn du häufigen Harndrang hast und dir unfreiwillig Urin abgeht.
Bei möglichen Schmerzen nach dem Geschlechtsverkehr.
Bei häufigem Harndrang in der Nacht.
1 x täglich 5 Globuli

Im Allgemeinen wirken homöopathische Mittel innerhalb von etwa zwei Tagen oder früher, so dass das jeweilige Mittel dann wieder abgesetzt werden kann. Je nach Art der Beschwerde kann es aber auch vorkommen, dass man ein Mittel bis zu zwei Wochen lang einnehmen muss, bis sich eine Besserung einstellt.

Bluthochdruck (Hypertonie)

Bluthochdruck liegt vor, wenn der Wert mehr als 140/90 mmHg beträgt. Bluthochdruck im Allgemeinen und in der Schwangerschaft im Besonderen ist ein sehr komplexes Thema, das immer unter fachärztlicher Beihilfe zu besprechen oder zu behandeln ist.

Es wird generell zwischen zwei Formen des Bluthochdrucks unterschieden. Wenn du schon vor deiner Schwangerschaft erhöhte Blutdruckwerte hattest, spricht man von einer schwangerschaftsunabhängigen Hypertonie. Tritt der Bluthochdruck jedoch erstmals in der Schwangerschaft auf, wird dies als schwangerschaftsinduzierte Hypertonie (= SIH) beziehungsweise Gestationshypertonie bezeichnet, abgeleitet von dem Begriff Gestose, worunter Krankheiten fallen, die nur in Verbindung mit einer Schwangerschaft auftreten.

Bei ungefähr zehn Prozent aller Schwangeren tritt im Laufe der Schwangerschaft ein erhöhter Blutdruck ein. Bluthochdruck in der Schwangerschaft stellt zwar ein Risiko für Komplikationen dar, jedoch zeigt die Erfahrung, dass die meisten Schwangeren ihr Kind trotzdem gesund gebären.

Mein Rat **(neben der unabdingbaren fachärztlichen Betreuung):**

- Spüre in dich hinein, gibt es etwas, das dich unter Druck setzt wie negative Gefühle? Frage dich auch, ob Enge im Denken dein Herz und deine Gefäße verengen könnten?

- Tägliche Spaziergänge oder Walking, wenn möglich jeweils 30 bis 60 Minuten.

- Lavendel-, Melisse- und Baldrian-Entspannungsbäder bei 36 Grad und ca. 10 Minuten lang. Wichtig: Es sollte immer jemand in deiner Nähe sein, da die Gefahr von Kreislaufschwankungen besteht.

- Tee-Empfehlung: Melisse, Distel und Weißdorn oder Hopfen, Passionsblume und Weißdorn

- Nutze Entspannungstechniken wie Yoga und Autogenes Training.

- Außerordentlich gute Ergebnisse werden mit Akupunktur erzielt.

Meine Buchempfehlung:
Akupunktur für Hebammen, Geburtshelfer und Gynäkologen
Von Ansgar Römer

Homöopathie
Auf Grund der Vielfalt an homöopathischen Mitteln und der Komplexität möglicher Ursachen solltest du dich bei Bluthochdruck an einen Homöopathen wenden, der dir hinsichtlich deiner persönlichen Symptome die passenden Mittel zusammenstellt

Niedriger Blutdruck (Hypotonie)

Wenn der Blutdruck unter die Blutdruckwerte von 95/65 mmHg fällt, liegt eine Hypotonie vor. Genau wie Bluthochdruck birgt ein zu niedriger Blutdruck Gefahren für Mutter und werdendes Kind in sich und bedarf der fachärztlichen Betreuung.

Niedriger Blutdruck kann zu einer mangelhaften Durchblutung der Gebärmutter führen und Entwicklungsstörungen beim Ungeborenen hervorrufen. Der Blutdruck in der Schwangerschaft kann dadurch sinken, dass sich unter Einwirkung des Schwangershaftshormons Progesteron die Blutgefäße weiten und zu viel Blut in die Beine fließt. Ein weiterer Grund für einen zu geringen Blutdruck besteht, wenn du als werdende Mutter oft auf dem Rücken liegst. Dann drückt das Ungeborene auf die große Hohlvene (Vena cava), wodurch der Blutrückfluss zum Herzen der Mutter verringert wird.

Bedenke auch, dass ein zu niedriger Blutdruck zu Ohnmacht führen kann und ein dadurch verursachter Sturz dich und dein Kind gefährden kann. Von der Behandlung eines niedrigen Blutdrucks mit handelsüblichen Medikamenten ist dringend abzuraten. Die Wirkstoffe dieser Medikamente steigern durch die Verengung der Blutgefäße zwar den Blutdruck der Mutter, sie ziehen aber gleichzeitig die für die Versorgung des Kindes zuständigen Blutgefäße in Mitleidenschaft, wodurch es zu einer Unterversorgung des Ungeborenen kommen kann.

Mein Rat:

- Gönne dir den Kreislauf anregende Wechselduschen zwischen heiß, warm, lau und kalt, wobei du mit kalt abschließen solltest. Aber das Wichtigste an den Wechselduschen ist, dass es sich für dich angenehm anfühlt.

- Gehe regelmäßig schwimmen, spazieren oder walken, oder kombiniere die 3 Bewegungsarten.

- Achte auf eine eiweiß- und saftreiche Ernährung: Fisch, Rindfleisch, Quark, Eier, Käse und frisch gepresste Säfte, besonders zum Frühstück.

- Trinke viel stilles Mineralwasser aus Glasflaschen, um einem Flüssigkeitsmangel vorzubeugen. Wenn dir viel trinken schwerfällt, iss zum Frühstück eine heiße Brühe oder Hühnersuppe. Durch den Salzgehalt einer Brühe oder Suppe bekommst du mehr Durst.

- Grüner Tee.

- Rosmarin-Bäder und Rosmarin-Lotion.

- Außerordentlich gute Ergebnisse werden mit Akupunktur erzielt. Meine Buchempfehlung:

Akupunktur für Hebammen, Geburtshelfer und Gynäkologen
Von Ansgar Römer

Homöopathie
Auf Grund der Vielfalt an homöopathischen Mitteln und der Komplexität möglicher Ursachen solltest du dich bei zu niedrigem Blutdruck an einen Homöopathen wenden, der dir hinsichtlich deiner persönlichen Symptome die passenden Mittel zusammenstellt.

Ischias-Schmerzen (Ischalgie) und Rückenschmerzen

Der Ischiasnerv ist der längste und dickste Nerv im menschlichen Körper. Er verläuft vom und durch den Wirbelkanal abwärts über den Gesäßmuskel an den hinteren Beinen entlang bis in die Füße hinab. Schwangerschaftsbedingte Ischiasschmerzen äußern sich durch einen ziehenden bis brennenden Schmerz, der sich oft über das Gesäß bis weit ins Bein erstreckt.

Verursacht werden mögliche Ischiasschmerzen durch den wachsenden Bauch. Das Gewicht des heranwachsenden Babys drückt ins Becken und reizt den Nerv. Auch der während der Schwangerschaft enorm beanspruchte Gesäßmuskel – dieser wirkt dem ständig zunehmenden Bauch entgegen – kann den Ischiasnerv empfindlich reizen. Hinzu kommt, dass die Gebärmutter und das Fruchtwasser starken Druck auf die Beckenregion ausüben.

Ebenfalls kann es durch eine Fehlhaltung (Vorderlastigkeit des Bauches) zu Rückenschmerzen kommen. Beachte: Auch Unfälle sowie Nieren- oder Darmprobleme können Rückenschmerzen auslösen.

Mein Rat:

• Vermeide es, Schweres zu heben.

• Gehe regelmäßig schwimmen, vielleicht hast du auch die Möglichkeit, an Wassergymnastik teilzunehmen.

• Ist der Gesäßmuskel Auslöser für die Schmerzen, hilft Wärme sehr gut. Es empfehlen sich Anwendungen mit einem Kirschkernkissen.

- Bewegung ist die beste Medizin. Wahrscheinlich bist du eher geneigt, dich auszuruhen und verharrst bei Ischias- oder Rückenschmerzen in einer Art Schonhaltung. Doch Bewegungsmangel verspannt und verkrampft die Muskulatur, so dass neue Schmerzen folgen.

- Freunde dich mit Dehnübungen an, die können wahre Wunder bewirken. Schaue dir dazu Videos auf Youtube an und folge den Anleitungen.

- Massagen mit einem Igelball: In Apotheken oder Sportgeschäften erhältliche, etwa faustgroße Igelbälle eignen sich hervorragend für die Massage bei Ischiasschmerzen. Verfügst du über keine Anleitung, wie du mit Igelbällen Massagen vornimmst, ziehe auch in diesem Fall das Internet zu Rat.

- Ebenfalls sehr hilfreich ist eine Massage mit kreisenden Bewegungen am Kreuzbein mit Solum-Öl von Weleda.

- Selbstverständlich kann dir dein Arzt entzündungshemmende Medikamente verschreiben, auf die du aber nur zurückgreifen solltest, wenn die Schmerzen kurzfristig unerträglich werden.

- Chiropraktiker in Anspruch nehmen.

- Außerordentlich gute Ergebnisse werden mit Akupunktur erzielt.

Meine Buchempfehlung:
Akupunktur für Hebammen, Geburtshelfer und Gynäkologen
Von Ansgar Römer

Homöopathische Mittel (immer nur eins der hier empfohlenen Mittel einnehmen!)

Kalium jodarum 6c

Bei stechenden Schmerzen im Bein und im Rücken und wenn es nachts noch schlimmer ist.

Oft kannst du es nicht mehr im Bett aushalten und wenn du aufstehst und umherläufst, wird es besser.

3 x täglich 5 Globuli

Magnesium phosphoricum 6X

Wenn der Schmerz durch Kälte bedingt ist und dir Wärme sowie auch Druck gut tut.

Wenn du insgesamt empfindlich auf Kälte reagierst und der Schmerz genauso schnell verschwindet wie er gekommen ist.

3 x täglich 4 Globuli

Im Allgemeinen wirken homöopathische Mittel innerhalb von etwa zwei Tagen oder früher, so dass das jeweilige Mittel dann wieder abgesetzt werden kann. Je nach Art der Beschwerde kann es aber auch vorkommen, dass man ein Mittel bis zu zwei Wochen lang einnehmen muss, bis sich eine Besserung einstellt.

Taube Fingerspitzen (Karpaltunnel-Syndrom)

Der Karpaltunnel ist eine Engstelle im Handgelenk. Hier treffen die Sehnen für die Fingermuskulatur und ein Nerv mit dem Namen Nervus medianus zusammen. Beim Karpaltunnelsyndrom erhöht sich der durch die hormonellen Veränderungen in der Schwangerschaft ausgelöste Druck auf den Nervus medianus und kann ihn abklemmen. Bemerkbar macht sich dieses Syndrom durch ein Taubheitsgefühl in den Fingerspitzen oder durch ein Kribbeln und Brennen in den Fingern. Diese sich bis zu Schmerzen steigernden Empfindungen können bis in den Arm abstrahlen.

Mein Rat:

- Erhöhe die Salzzufuhr durch salziges Essen sowie die Trinkmenge (stilles Wasser).

- Abhilfe kann durch das Ausschütteln der Hand erfolgen.

- Das Tragen einer Handgelenksschiene, vor allem nachts, verringert den Druck auf den Karpaltunnel.

- Vermeide Arbeiten, bei denen du immer dieselben Handbewegungen ausführen musst.

- Zuführung von Fol-Säure und Vitamin B6, entweder durch entsprechende Nahrungsergänzungsmittel oder am besten durch Lebensmittel selbst.
- Folsäurehaltige Lebensmittel sind: Spargel, Brokkoli, Blattspinat, Rote Bete, Wirsing, Grünkohl, Chinakohl, Poree, Blumenkohl, Rosenkohl, Sauerkirschen, Erdbeeren, Erdnüsse, Kichererbsen.
- Vitamin B6 findest du in: Avocado, Hühnerfleisch, Rinderfilet, Fisch, Kartoffeln, grünen Bohnen, Erbsen, Linsen, Brokkoli, Rosenkohl, Spinat, Feldsalat, Tomaten, Bananen, Wal- oder Erdnüssen.

- Außerordentlich gute Ergebnisse werden mit Akupunktur erzielt.

Meine Buchempfehlung:
Akupunktur für Hebammen, Geburtshelfer und Gynäkologen
Von Ansgar Römer

Kopfschmerzen

Kopfschmerzen sind ein Symptom und werden im Allgemeinen durch eine Regulationsstörung der Blutgefäße ausgelöst. Kopfschmerzen in der Schwangerschaft sind weit verbreitet und unangenehm, aber in den meisten Fällen harmlos. Vor allem in den ersten drei Monaten der Schwangerschaft kommt es verstärkt zu Kopfschmerzen. Fachleute sind sich weitestgehend darin einig, dass dies mit der enormen Hormonflut und der Kreislaufumstellung zu Beginn der Schwangerschaft zusammenhängt. Demgemäß verschwinden die Koppfschmerzen nach den ersten zehn bis zwölf Schwangerschaftswochen wieder oder lassen spürbar nach, wenn sich der Körper an die veränderte Hormonsituation gewöhnt hat.

Verwunderlich stimmt die Beobachtung, dass bei vielen Frauen, die schon vor der Schwangerschaft unter Kopf-schmerzen gelitten haben, diese sich in der Schwangerschaft lindern oder völlig abklingen. Andererseits gibt es Frauen ohne bisherige Kopfschmerzbeschwerden, bei denen die Kopfschmerzen dann in der Schwangerschaft verstärkt auf-treten. Ebenso verblüffend ist die Tatsache, dass die meisten unter Migräne leidenden Frauen in der Schwangerschaft plötzlich davon verschont bleiben.

Neben dem erwähnten Hormonfeuerwerk zu Beginn der Schwangerschaft gibt es noch andere Umstände, die Kopfschmerzen verursachen können. Dazu gehören Ver-spannungen im Nackenbereich, Stress- beziehungsweise Spannungskopfschmerzen, wenn du unter Druck stehst, über-mäßiges Leistungsdenken, Versagensangst und auch Darmbeschwerden.

Mein Rat:

- Um die genauen Ursachen von Kopfschmerzen zu ergründen, empfiehlt sich ein „Kopfschmerz-Tagebuch," in dem du einträgst, wann, unter welchen Umständen und in welcher Intensität und Dauer die Kopfschmerzen aufgetaucht sind. Auch was du gegessen hast, ob du ausreichend Schlaf hattest und ob du stressige Situationen erlebt hast, solltest du in diesem Tagebuch festhalten und in regelmäßigen Zeitabschnitten analysieren. Daraus ergeben sich oft intuitiv gesteuerte Handlungsanleitungen.

- Entschärfe Situationen wie Streit mit dem Partner oder heftige Auseinandersetzungen mit anderen Personen.

- Versuche dich zu entspannen, indem du Spaziergänge unternimmst oder dir ein Fußbad oder eine Massage gönnst, insbesondere Kopfmassagen sind zu empfehlen. Auch regelmäßiger Sport oder Gymnastik helfen, Kopfschmerzen einzuschränken beziehungsweise zu lindern.

- Finger weg von Medikamenten! Im ersten und letzten Drittel deiner Schwangerschaft sind Kopfschmerzmittel unbedingt zu vermeiden, da sie das Baby schädigen können.

- Achte auf eine gesunde und regelmäßige Ernährung.

- Ein altes Hausmittel: Das Auflegen eines kalten Waschlappens auf Stirn, Schläfen und im Genick wirkt oft Wunder.

- Eine kurze kalte Dusche der Unterschenkel – beginnend bei den Füßen, hinauf bis zu den Knien – strafft die erweiterten Blutgefäße und sorgt meistens für eine schnelle Abhilfe.

- Außerordentlich gute Ergebnisse werden mit Akupunktur erzielt.

Meine Buchempfehlung:
Akupunktur für Hebammen, Geburtshelfer und Gynäkologen
Von Ansgar Römer

Homöopathie

Auf Grund der Vielfalt an homöopathischen Mitteln und der Komplexität möglicher Ursachen solltest du dich bei Kopfschmerzen in der Schwangerschaft an einen Homöopathen wenden, der dir hinsichtlich deiner persönlichen Symptome die passenden Mittel zusammenstellt.

Krampfadern (Varizen)

Die hormonellen Veränderungen lassen die Venenwände erschlaffen. Zudem übt die wachsende Gebärmutter einen zunehmenden Druck auf die Venen des kleinen Beckens aus. Dieser Druck erschwert den Blutrückstrom zum Herzen. Die Konsequenz daraus ist eine Erweiterung der oberflächigen Beinvenen. Die Venenklappen schließen nicht mehr richtig, das Blut staut sich und es kommt zur Aussackung der Vene – mit dem Resultat der Ausbildung von Krampfadern.

Mein Rat:

· Betreibe regelmäßige Fußgymnastik.

· Die betroffenen Stellen mit Quarkauflagen behandeln.
·
· Es empfiehlt sich das Tragen von Kompressionsstrümpfen.

· Achte darauf, deine Beine hochzulegen, wann immer es geht.

· Eine kurze kalte Dusche (aber nicht von oben!) der Unterschenkel strafft die erweiterten Blutgefäße und sorgt meistens für eine schnelle Abhilfe.

· Reibe deine Beine 1 bis 2 x täglich mit einer Rosmarin-Lotion ein.

· Sorge für tägliche Bewegung, beispielsweise durch Spaziergänge oder ein sanftes Sportprogramm, das regt die Durchblutung an.

· Vermeide es, länger zu stehen und das Sitzen mit gekreuzten Beinen.

Abhängigkeit von Nikotin, Drogen und Alkohol

Rauchen in der Schwangerschaft ist absolut tabu, da gibt es kein Wenn und Aber! Selbst die geringste Dosis Nikotin verursacht eine verminderte Durchblutung des Mutterkuchens (Plazenta), in deren Folge das Ungeborene nicht mit genügend Sauerstoff und Nährstoffen versorgt wird. Die daraus entstehenden Gefahren sind unter anderem Totgeburt, ein zu niedriges Geburtsgewicht, ein erhöhtes Risiko für den plötzlichen Kindstod, Hyperaktivität und später dann Lernschwierigkeiten. Weitere Risiken bestehen durch langsameres Wachstum und Fehlgeburt.

Noch einmal in aller Deutlichkeit: Wenn du als werdende Mutter rauchst, gelangt das Nikotin über die Plazenta in den Blutkreislauf deines Kindes und beschleunigt dessen Herzschlag. Dadurch hat es Schwierigkeiten bei seinen anfänglichen Atemübungen im Mutterleib, die für die ersten Atemzüge nach der Geburt überlebenswichtig sind. Und bedenke auch: Neben dem Nervengift Nikotin beinhaltet eine Zigarette bis zu 4.000 weitere giftige Substanzen, die deinem Baby enormen Schaden zufügen.

Mein Rat:

Eine Nikotin-, Drogen- oder Alkoholsucht zu überwinden ist nicht einfach, aber machbar. Betrachte die Liebe zu dem in dir heranwachsenden Kind als heilende Energie, die dir dabei hilft, mit dem Rauchen während der Schwangerschaft aufzuhören beziehungsweise eine Drogen- oder Alkoholsucht zu beenden. Richtig verstandene und vor allem angewandte Liebe ist eine enorme Macht!

Es stehen dir verschiedene Möglichkeiten offen, mit dem Rauchen aufzuhören oder dich von einer Alkohol- oder Drogensucht zu befreien. Egal für welchen Weg du dich entscheidest, du musst einen bewussten und resoluten Entschluss fassen, deine Sucht loszuwerden. Diese Entschlossenheit stärkt deine Willenskraft und gibt dir die notwendige Motivation. Wenn du dich trotzdem unsicher fühlst, suche dir professionelle Hilfe.

• Spreche mit einem Arzt, der mit Nikotinentzug beziehungsweise Suchterkrankungen Erfahrung hat. Ein solcher Arzt kann dir wertvolle Tipps geben und gegebenenfalls eine professionelle Therapie anbieten oder empfehlen.

• Schließe dich einer Selbsthilfegruppe aus deiner Nähe an. Der gemeinsame Erfahrungsaustausch sport an, durchzuhalten. Außerdem beflügelt es deine Motivation, wenn du im Rahmen einer „sozialen Kontrolle" von deinen Durchhalteerfolgen berichten kannst. Auch Gruppenkurse zur Raucherentwöhnung sind zu empfehlen.

• Erkundige dich über Möglichkeiten, deine Nikotinsucht mit Hilfe von Hypnose zu überwinden.

• Außerordentlich gute Ergebnisse werden mit Akupunktur erzielt.

Meine Buchempfehlung:
Akupunktur für Hebammen, Geburtshelfer und Gynäkologen
Von Ansgar Römer

Verstopfung (Obstipation)

Verstopfung ist eine weitverbreitete Schwanger-schafts-beschwerde und betrifft etwa die Hälfte aller Schwangeren. Hauptverantwortlich dafür sind mal wieder die Schwanger-schaftshormone, in diesem Fall heißt es Progesteron. Es entspannt nicht nur die Gebärmutter, sondern es stellt auch den Darm ruhig. Dadurch wird der Darminhalt langsamer transportiert als gewöhnlich und es kommt zur Verstopfung. Das Positive daran: die aufgenommene Nahrung verweilt länger im Darm und liefert Baby sowie Mutter mehr Nährstoffe – aber nur bei einer gesunden Ernährung.

Zwei weitere Gründe für eine schwangerschaftsbedingte Verstopfung: Die wachsende Gebärmutter (Uterus) übt zunehmend Druck auf den Darmausgang aus. Aufgenommene Flüssigkeiten wie Wasser, Tee oder Säfte werden verstärkt im Gewebe eingelagert und dem Verdauungsvorgang entzogen.

Mein Rat:

• Nehme keine Abführmittel ein, ohne dies vorher mit deinem Arzt zu besprechen.

• Umstellung der Ernährung auf Buttermilch, Joghurt, Sauerkraut, Kleie, Äpfel und grünes Blattgemüse.

• Vermeide Weißmehlprodukte, Bananen, Reis sowie Schokolade.

• Trinkmenge auf 2 bis 3 Liter täglich erhöhen.

• Flohsamenschalen regen die Verdauungstätigkeit an.

• Bleibe in Bewegung, das regt die Darmtätigkeit an und wirkt der Verstopfung entgegen: Spaziergänge, Schwimmen, leichte Gymnastik, Radfahren, Walking.

- Ein altes und sehr bewährtes Hausmittel: Pflaumensaft! Noch besser wirkt der Sud von über Nacht in Wasser eingelegtenTrockenpflaumen.

- Rote Kupfersalbe von Wala: Massage des Unterbauches im Uhrzeigersinn.

- Außerordentlich gute Ergebnisse werden mit Akupunktur erzielt.

Meine Buchempfehlung:
Akupunktur für Hebammen, Geburtshelfer und Gynäkologen
Von Ansgar Römer

Wassereinlagerungen (Ödeme)

Überwiegend im letzten Schwangerschaftsdrittel kommt es bei etwa 80 Prozent aller werdenden Mütter zu durchaus natürlichen Wassereinlagerungen unterschiedlicher Intensität. Das während der Schwangerschaft in großen Mengen produzierte Hormon Progesteron hat die Aufgabe, das Gewebe aufzulockern, was aber auch dazu führt, dass Wasser dem Blutkreislauf entzogen wird und sich im umliegenden Gewebe einlagert.

Des Weiteren weiten sich die Blutgefäße und verlieren an Elastizität. Parallel dazu führt die schwangerschaftsbedingte Zunahme des Blutvolumens zu durchlässigeren Gefäßen, wodurch ein „Versacken" des Blutes im Gewebe erfolgen kann und sich zusätzliche Flüssigkeit ansammelt.
Von Wassereinlagerungen sind meistens Arme, Hände und Beine betroffen, aber auch im Gesicht kann es zu Ödemen kommen. Wassereinlagerungen treten vornehmlich am Abend und nach langem Stehen oder Sitzen auf.

Im Regelfall sind Ödeme ungefährlich. Wenn sie jedoch vor der 24. Schwangerschaftswoche in auffallender Weise am gesamten Körper erscheinen oder in Verbindung mit erhöhtem Blutdruck auftreten, solltest du zu deinem Arzt gehen.

Mein Rat:

- Entwässernde Medikamente sind in der Schwangerschaft unbedingt zu vermeiden! Und bedenke: auch Hausmittel wie Brennesseltee oder entwässernde Tabletten verursachen eine Unterversorgung des Organismus mit Flüssigkeit, was sich negativ auf Stoffwechsel und Kreislauf auswirken kann.

- Achte auf eine ausgewogene Ernährung mit ausreichend Salz und Eiweiß, denn Salz und Eiweiß helfen dem Körper,

Wasser aus dem Gewebe ins Blut zurückzutransportieren, so dass es vom Körper ausgeschieden werden kann.

- Beinmassagen regen den venösen Rückfluss an. Massiere deine Beine vom Fuß über das Knie bis zur Leiste hinauf.

- Trage bequeme Kleidung sowie Schuhe.

- Achte auf regelmäßige Bewegung, zu empfehlen sind: Spaziergänge, Schwimmen, Walken und leichte Gymnastik.

- Trinke täglich 2 bis 3 Liter, vornehmlich stilles Mineralwasser aus Glasflaschen.

- Trage Kompressionsstrümpfe, vor allem nach dem Aufstehen sind diese sehr hilfreich.

- Salzbäder: 500 g Salz auf ein Bad, bei 36 bis 37 C°, 10 bis 20 Minuten lang. Wichtig: Aus Gründen von eventuell auftretendem Schwindel solltest du darauf achten, dass bei einem Bad immer jemand in deiner Nähe ist.

- Wann immer es geht, lege die Beine hoch, so dass diese der Schwerkraft entgegenwirken, wodurch das Ansammeln von Wasser in den Beinen verhindert wird. Wenn möglich, hebe den unteren Teil deines Bettes um 10 cm an.

- Fußreflexzonenmassage: Anleitungen hierzu gibt es im Internet.

Schlafstörungen

Fast jede werdende Mutter bekommt es im Laufe ihrer Schwangerschaft mit Schlafstörungen zu tun, wobei der Verlauf der Schlaflosigkeit zwar individuell verschieden ist, aber generell in drei Phasen eingeteilt werden kann.

Erstes Schwangerschaftsdrittel
Die hormonellen Veränderungen des Körpers wirbeln den gewohnten Rhythmus durcheinander und Gedankenspiele, ob alles gut wird, sorgen für Unruhe, was sich unter anderem auf das Schlafverhalten auswirkt. Hinzu kommt ein erhöhter Harndrang, der sich auch nachts bemerkbar macht und zu Schlafunterbrechungen führt, wonach es vielen Schwangern schwer fällt, wieder einzuschlafen.

Zweites Schwangerschaftsdrittel
Im zweiten Schwangerschaftsdrittel kommt es bezüglich der Schlafstörungen in den meisten Fällen zu einer Entspannung – die natürliche Müdigkeit kehrt zurück. Viele Frauen erleben in diesem Abschnitt der Schwangerschaft sogar sehr angenehme Tiefschlafphasen, die mitunter von intensiven Träumen begleitet werden.

Drittes Schwangerschaftsdrittel
Im letzten Drittel wird es nochmal etwas turbulenter. Der wachsende Bauchumfang und verstärkte Kindsbewegungen erhöhen die körperliche Belastung – wenn die Mutter ruht, bewegt sich das Baby anscheinend besonders gern. Und die vergrößerte, nun auf die Blase drückende Gebärmutter verursacht wieder vermehrt nächtliche Toilettengänge.

Keine Schlafmittel einnehmen!

Bei der Einnahme von Schlafmitteln besteht die Gefahr, dass die Wirkstoffe dieser Mittel in den Blutkreislauf des Kindes geraten. Viele natürliche Methoden wie Akupunktur und homöopathische- sowie Naturheilmittel verfügen über hervorragende Eigenschaften, der Schlaflosigkeit in der Schwangerschaft auf sanfte Weise zu begegnen.

Mein Rat:

- Ganz wesentlich bei der Linderung von Schlafstörungen ist die Schlafposition: Gewöhne dir am besten schon am Anfang deiner Schwangerschaft an, auf der linken Seite zu schlafen. In dieser Position wird der Körper entlastet und die Durchblutung unterstützt. Auch die Nieren können in dieser Stellung leichter arbeiten und es kommt zu geringeren Wassereinlagerungen im Körper. Außerdem begünstigt das Schlafen auf der linken Seite die Versorgung deines Babys mit Sauerstoff und Nährstoffen.

- Verzichte am besten vollständig auf anregende oder aufputschende Getränke wie Kaffee, Cola oder Tee.

- Mache Atem- und Entspannungsübungen.

- Heiße Milch mit Honig wirkt sehr beruhigend.

- Massagen mit Lavendelöl.

- Lege ein Lavendelsträußchen oder stelle eine Duftlampe mit Lavendelöl auf deinen Nachttisch.

- Gönne dir einen Gute-Nacht-Tee mit Hopfen, Baldrian und Johanniskraut.

- Auch das Tragen von Wollsocken hilft bei Schlafstörungen.

- Neben einer bewussten und ausgewogenen Ernährung mit Obst und Gemüse solltest du darauf achten, am Abend keine schwer verdaulichen Speisen zu essen und das Abendbrot etwa drei bis vier Stunden vor dem Schlafengehen einzunehmen. Diesen Zeitkorridor solltest du auch beim Trinken einhalten, damit nächtliche Toilettengänge möglichst vermieden werden.

- Sehe zu, dass du am Abend gar keinen oder nur sehr wenigen Reizen wie Stress, Ärger und Sorgen ausgesetzt bist.

- Leichte körperliche Bewegung an frischer Luft macht angenehm müde und Schwimmen in den Nachmittagsstunden kann helfen, den Harndrang zu verringern.

- Außerordentlich gute Ergebnisse werden mit Akupunktur erzielt.

Meine Buchempfehlung:
Akupunktur für Hebammen, Geburtshelfer und Gynäkologen
Von Ansgar Römer

Homöopathie
Auf Grund der Vielfalt an homöopathischen Mitteln und der Komplexität möglicher Ursachen solltest du dich bei Schlafstörungen in der Schwangerschaft an einen Homöopathen wenden, der dir hinsichtlich deiner persönlichen Symptome die passenden Mittel zusammenstellt.

Schwangerschaftskontraktionen

Von einer Wehe beziehungsweise Kontraktion spricht man, wenn sich die Gebärmutter zusammenzieht. Unterschieden wird zwischen Schwangerschaftswehen und Geburtswehen.

In der Frühschwangerschaft sind bis zu zehn Kontraktionen pro Tag normal, denn durch sie wird die Durchblutung der Gebärmutter und der Plazenta gefördert. Gleichzeitig trainieren diese Kontraktionen die Gebärmuttermuskulatur für die Geburt. Stress und körperliche Anstrengungen können zu einer erhöhten Anzahl von Kontraktionen führen.

In der 28. bis 32. Schwangerschaftswoche kommt es durch die schwangerschaftsbedingte Dehnung des unteren Bereiches der Gebärmutter (Isthmus) zu Kontraktionen. Ab der 36. Schwangerschaftswoche bereitet sich die Gebärmutter auf die bevorstehende Geburt vor. Der Gebärmutterhals (Portio) wird weicher, kürzer und zentriert sich. Auch diese Kontraktion ist als normal einzustufen.

Treten die Kontraktionen häufiger als beschrieben auf und/ oder kommen Symptome der vorzeitigen Wehentätigkeit hinzu, solltest du deinen Arzt aufsuchen.

Mein Rat:

• Suche das Gespräch mit vertrauten Menschen, Freunden und der Familie, um Ängste abzubauen.

• Stress abbauen, indem du dir Ruhe, Ruhe und nochmals Ruhe gönnst.

• Denke darüber nach, gegebenenfalls eine Haushaltshilfe zu engagieren.

- Sorge für Entspannung, zum Beispiel durch Spaziergänge, Fußbäder, Massagen, Yoga oder Autogenes Training.

- Gedankliche Reisen zum Kind: Stelle dir vor, wie es aussehen könnte, ob es ein Junge oder Mädchen ist, zeichne dir im Geist ein Bild vom Körper, den Augen und dem Gesicht deines Babys und dergleichen.

- Bereite dir eine Teemischung zu: Nehme hierfür Baldrian, Thymian, schwarzes Johanniskraut, Majoran, Hopfen, Melisse und Johanniskraut zu gleichen Teilen und trinke davon 2 bis 3 Tassen pro Tag.

- Magnesium (310 - 350 mg pro Tag) hilft, aber ab der 36. Schwangerschaftswoche absetzen, weil sich die Gebärmutter ab der 36. Schwangerschaftswoche auf Kontraktionen vorbereitet und die entspannende Wirkung des Magnesiums in dieser Phase nicht mehr erwünscht ist.

Schwangerschaftsjucken

Von Juckreiz während der Schwangerschaft sind etwa ein Viertel aller werdenden Mütter betroffen. Der Juckreiz tritt vornehmlich am Bauch, an den Brüsten, im Intimbereich und an den Beinen auf, in Ausnahmefällen kommt es am gesamten Körper zu Juckreiz.

Die Ursachen für den Schwangerschaftsjuckreiz begründen sich in der hormonellen Veränderung und der Dehnung der Haut, wobei trockene Hautpartien besonders anfällig sind. Der Juckreiz wird auch als Schwangerschaftsdermatose oder Schwangerschaftsakne bezeichnet, die durch eine Fehlfunktion der Talgdrüsen in der Haut von Schwangeren zu erklären ist und kurz nach der Geburt wieder abklingt.

Mein Rat:

• Erhöhe die Trinkmenge auf 2 bis 3 Liter Wasser oder Tee pro Tag.

• Das Essen auf eine ballaststoffreiche Ernährung umstellen (Obst, Gemüse, Salate).

• Totes-Meer-Salzbad: 20 Minuten bei einer Wassertemperatur von 34 bis 38 Grad C, dann unbedingt 20 Minuten nachruhen. Achte darauf, dass während deines Bades jemand in deiner Nähe ist, falls es dir schwindelig wird.

• Achte darauf, nicht ins Schwitzen zu kommen, dies kann den Juckreiz begünstigen.

• Eucerin-Salbe mit Harnstoff verwenden.

• Betroffene Stellen mit Mandelöl einreiben.

- Wecesin Puder, mehrfach täglich dünn aufstreuen.

- Nachtkerzenbalsam.

- Trage bequeme Kleidung, am besten lockere Baumwollkleidung.

- Verwende nur PH-neutrale Seifen.

- Nach dem Duschen die Haut mit einem in Apfelessig getränkten Waschlappen abreiben.

Schwangerschaftsstreifen

Schwangerschaftsstreifen sind durch dunkelrote Streifen am Bauch, an der Brust, am Gesäß und an den Oberschenkeln gekennzeichnet. Zwar verblassen diese Streifen nach der Schwangerschaft, aber sie bleiben als schmale, silbrige Hautnarben bestehen und sind dann weniger auffällig. Ungefähr ein Drittel aller Schwangeren ist von diesen Streifen betroffen.

Verantwortlich für das Auftreten von Schwangerschaftsstreifen ist einerseits die Beschaffenheit des Bindegewebes, andererseits dehnt sich die Haut aufgrund der schnellen Gewichtszunahme in der Schwangerschaft, so dass Risse in der Unterhaut entstehen könnden und zu diesen Streifen führen.

Mein Rat:

- Mit frühzeitigen und vorbeugenden sowie durchblutungsfördernden Öl-Massagen ab dem dritten Schwangerschaftsmonat kannst du die Elastizität der Haut steigern. Für die Massagen empfehlen sich hochwertige Öle wie reines Mandelöl oder ein Schwangerschafts-Pflegeöl. Eine besonders effektive Form der Massage ist die sogenannte Zupfmassage, bei der du die eingeölte Haut immer ein Stückchen zwischen Daumen und Zeigefinger anhebst und rollst. Durch die Massagen werden sich die Streifen vielleicht nicht vollkommen verhindern lassen, jedoch förderst du damit die Beziehung zwischen dir und deinem Kind. Durch die bewussten Einreibungen der Haut wird auch das Gefühl zum eigenen Körper sensibilisiert und du stärkst dein Körpergefühl.

- Auf Grund der ohnehin enormen Gewichtszunahme in der Schwangerschaft ist es besonders ratsam, auf eine ausgewogene und gesunde Ernährung zu achten. Vermeide auf alle Fälle Fastfood und fetthaltige Speisen. Besonders wichtig: Vermeide auch Zusatz- und Konservierungsstoffe, die in den meisten industriell hergestellten Lebensmitteln enthalten sind. Diese Stoffe können den Flüssigkeitshaushalt im Körper irritieren.

- Trinke genügend Wasser (2 bis 3 Liter pro Tag).

- Sorge für ausreichend Bewegung durch Spaziergänge, Walken, Schwimmen oder leichte Gymnastik.

Sodbrennen

Im Allgemeinen entsteht Sodbrennen, wenn salzsäurehaltiger Magensaft in die Speiseröhre aufsteigt und diese reizt, was zu einem unangenehmen Brennen im Brustkorb führt.

Zu Sodbrennen in der Schwangerschaft kommt es meistens im letzten Schwangerschaftsdrittel und es wird durch hormonelle Veränderungen ausgelöst. Diese bewirken eine Schwächung des Schließmuskels zwischen Speiseröhre und Magen. Eine weitere Ursache liegt beim wachsenden Fötus, der auf den Magen der Mutter drückt, so dass dieser nach oben geschoben wird und saurer Mageninhalt an die Speiseröhre gelangt.

Sodbrennen in der Schwangerschaft ist mitunter zwar sehr unangenehm, aber es bedeutet keine Gefahr für Kind und Mutter.

Mein Rat:

• Bei Sodbrennen verzichte unbedingt auf Kaffee, schwarzen Tee, scharfe Speisen, Süßigkeiten und Fruchtsäfte, denn diese Substanzen säuern.

• Spreche vor der Einnahme von Medikamenten gegen Sodbrennen unbedingt mit deinem Arzt.

• Nüsse, grünes Gemüse und Haferflocken lindern Sodbrennen.

• Bereite dir eine Fenchel-Anis-Milch zu: 1 Teelöffel Anis und 1 Teelöffel zerstampften Fenchel in 500 ml Milch aufkochen und durch ein Sieb gießen, nach dem Essen eine halbe Tasse davon trinken.

- Mit ein paar Kissen kannst du deinen Oberkörper nachts während des Schlafens in erhöhte Position bringen, um den Rückfluss der Magensäure in die Speiseröhre zu unterbinden.

- Antacida zur Neutralisierung der Magensäure (zum Beispiel Talcid aus der Apotheke).

Homöopathische Mittel (immer nur eins der hier empfohlenen Mittel einnehmen!)

Pulsatilla 12c
Wenn du keine schweren Speisen verträgst.
Bei Übelkeit, Sodbrennen oder Magenschmerzen.
Wenn du gefühlsbetont und nachgiebig bist.
Wenn dein Handeln überwiegend von Gefühlen bestimmt wird.
1 x täglich 5 Globuli

Nux vomica 12c
Wenn du aktiv, schnell reizbar und auch ärgerlich bist.
Wenn dir nach dem Essen übel ist und du über Magenschmerzen klagst und es am Morgen schlimmer ist.
1 x täglich 5 Globuli

Im Allgemeinen wirken homöopathische Mittel innerhalb von etwa zwei Tagen oder früher, so dass das jeweilige Mittel dann wieder abgesetzt werden kann. Je nach Art der Beschwerde kann es aber auch vorkommen, dass man ein Mittel bis zu zwei Wochen lang einnehmen muss, bis sich eine Besserung einstellt.

Symphysebeschwerden (Symphyse = Schambein)

Die Symphyse ist eine bandscheibenartige Verbindung beider Beckenhälften und bildet eine Ansatzfläche für mehrere Muskeln des Beckenbodens. Das Schwangerschaftshormon Relaxin bewirkt mehr Elastizität sowie die Lockerung aller Bänder im Beckenbereich, wovon insbesondere die Symphyse betroffen ist. Zu Schmerzen kommt es, wenn die Stabilität des Beckens in Vorbereitung auf die Geburt abnimmt und die Beckenhälften quasi zu viel Spiel haben, wodurch die Symphyse gedehnt wird und eine Reizung mit einhergehender Berührungsempfindlichkeit entstehen kann.

Studien zeigen, dass etwa nur zwei bis fünf Prozent aller Schwangeren unter ernsthaften Symphysebeschwerden leiden. In vorbeugender Weise solltest du darauf achten, übermäßige Bewegungen und Anstrengungen im Hüftbereich und im Hüftgelenk zu vermeiden. In vielen Fällen treten die Symphysebeschwerden erst nach der Geburt auf.

Mein Rat:

• Schwimmen gehen.

• Krankengymnastik für eine bessere und stabile Haltung in Anspruch nehmen.

• Erkundige dich über das Tragen eines Symphysegürtels beziehungsweise Beckengurtes.

• Symphytum, ethanol. Decotum Salbe (10 %) von Weleda: die Symphyse 1 bis 2 x täglich mit der Salbe von außen einreiben.

Übelkeit und Erbrechen

80 Prozent aller Schwangeren haben am Anfang ihrer Schwangerschaft mit Übelkeit und Erbrechen zu kämpfen, was das freudige Gefühl des Schwangerseins mitunter kräftig eintrüben kann. Besonders ausgeprägt ist die Schwangerschaftsübelkeit zwischen er sechsten und zwölften Schwangerschaftswoche.

Die Ursachen für die Übelkeit sind bisweilen nicht eindeutig geklärt, man ist sich jedoch weitestgehend darüber einig, dass der angestiegene Spiegel des Schwangerschaftshormons HCG (Human Choriongonadotropin) dafür verantwortlich zeichnet. Dieser sinkt nach dem ersten Schwangerschaftsdrittel wieder ab, womit die Überkeit in den meisten Fällen quasi über Nacht verschwindet.

Aber aufgepasst: Schwangerschaftsübelkeit ist trotzt aller damit einhergehenden Widrigkeiten ein gutes Zeichen, denn es bezeugt, dass du einen hohen Spiegel an Schwangerschaftshormonen aufgebaut hast und sich dein Körper bestens auf das Schwangersein und die fortlaufende Schwangerschaft eingestellt hat. Durch die Übelkeit leitet dein Körper sogar Schadstoffe aus, die dein Kind belasten könnten.

Mein Rat:

• Unterteile deine Nahrungsaufnahme in 5 bis 8 kleine Mahlzeiten pro Tag.

• Iss prinzipiell das, worauf du Appetit hast, vermeide jedoch:
  - kaltes Essen und kalte Getränke
  - scharfe und fettige Speisen
  - Kaffeekonsum reduzieren, am besten völlig einstellen.

- • Besonders zum empfehlen sind:
  - wärmende Tees wie zum Beispiel Fenchel oder Ingwer.
  - chinesischer Kräutertee: 10 g Koriander und 6 g frische Ingwerwurzel in einem Liter Wasser 15 bis 20 Minuten kochen
  - Suppen: Hühnersuppe oder Kartoffel-Karottensuppe.

- Achte darauf, dass du durch die Übelkeit nicht abnimmst und nicht dehydrierst.

- Viel Trinken ist in der gesamten Schwangerschaft sehr wichtig und hilft auch gegen Übelkeit.

- Wenn es dir schwer fällt viel zu trinken, kannst du dir Eiswürfel aus Kräutertee oder gesunden Fruchtsäften zubereiten und diese lutschen.

- Außerordentlich gute Ergebnisse werden mit Akupunktur erzielt.

Meine Buchempfehlung:
Akupunktur für Hebammen, Geburtshelfer und Gynäkologen
Von Ansgar Römer

Homöopathische Mittel (immer nur eins der hier empfohlenen Mittel einnehmen!)

Sepia 12c
Wenn du ausgelaugt oder weinerlich bist.
Wenn sich deine Übelkeit beim Geruch von Speisen verschlimmert und dir morgens übel ist.
1 x täglich 5 Globuli

Nux vomica 12c
Wenn du ärgerlich und leicht reizbar bist, jedoch nicht brechen kannst.

Wenn deine Übelkeit morgens und nach dem Essen am schlimmsten ist.
1 x täglich 5 Globuli

Im Allgemeinen wirken homöopathische Mittel innerhalb von etwa zwei Tagen oder früher, so dass das jeweilige Mittel dann wieder abgesetzt werden kann. Je nach Art der Beschwerde kann es aber auch vorkommen, dass man ein Mittel bis zu zwei Wochen lang einnehmen muss, bis sich eine Besserung einstellt.

Völlegefühl

Völlegefühle können im gesamten Verlauf der Schwangerschaft vorkommen und machen sich durch einen harten Unterleib bemerkbar oder verursachen ein Gefühl, stark aufgebläht zu sein.

In den ersten drei Monaten der Schwangerschaft ist es oftmals die verstärkte Produktion der Hormone Progesteron und Östrogen, die für ein Völlegefühl verantwortlich ist. Beide Hormone entspannen unter anderem das Muskelgewebe, aber auch den Darm, wodurch der gesamte Verdauungsprozess verlangsamt wird. Es kommt zur Bildung von Gasen, die zu Blähungen und Unwohlsein führen. Im letzten Schwangerschaftsdrittel sind Völlegefühle eher dem Umstand zuzuschreiben, dass das nun schon mächtig gewachsene Baby gelegentlich auf den Magen oder den Darm drückt. Völlegefühle sind zwar unangenehm und lästig, sie schaden deinem Baby aber nicht.

Mein Rat:

- Viel Bewegung, die bringt die verlangsamte Verdauung auf Touren: Yoga, Schwimmen, Joggen, Spaziergänge, Walking.

- Verzichte auf Lebensmittel, die Blähungen begünstigen (Hülsenfrüchte, Bohnen, Kohl, Zwiebeln, Brot etc.), keine stark gewürzten Gerichte verzehren.

- Iss langsam und nicht zu viel auf einmal – alles immer gut kauen.

- Trinke viel stilles Mineralwasser oder Schwangerschaftstee ohne Zucker, verzichte aber auf Kaffee und kohlensäurehaltige Getränke.

- Gönne dir Wärme: ein warmes Kirschkernkissen auf dem Bauch oder ein Bad mit Lavendelöl bringen Entspannung. Auf Grund von möglichen Kreislaufschwankungen sollte bei einem Bad immer jemand in deiner Nähe sein.

- Trage lockere Kleidung.

Vorzeitige Wehen

Als vorzeitige Wehen werden solche bezeichnet, die vor dem errechneten Geburtstermin einsetzen – und sie lösen immer Ängste bezüglich einer möglichen Frühgeburt aus. Jedoch gilt es hier zwischen Übungswehen, Senkwehen und Eröffnungswehen zu unterscheiden. Erst wenn sich bei Wehen der Muttermund öffnet, besteht die Gefahr einer Frühgeburt oder dass andere Komplikationen aufgetreten sind, die der dringenden ärztlichen Fürsorge bedürfen. Auch wenn der Arzt vorzeitige Wehen feststellt, ist dies noch kein eindeutiges Anzeichen für eine beginnende Frühgeburt, vielmehr ist es erforderlich, die Ursachen für die vorzeitigen Wehen zu ergründen.

Übungswehen können bereits ab der 20. Schwangerschaftswoche eintreten, was völlig normal ist, denn die Gebärmutter übt schon mal für die Geburt. Übungswehen verlaufen schmerzlos.

Senkwehen setzen etwa drei bis vier Wochen vor der Geburt ein, wenn sich der Bauch beginnt zu senken – daher auch der Name. Durch die Senkwehen rutscht das Baby tiefer ins Becken, um die ideale Position für die nahende Geburt einzunehmen.

Zu den die Geburt langsam einleitenden **Eröffnungswehen** kommt es frühestens ab der 37. Schwangerschaftswoche. Eröffnungswehen treten ungefähr alle fünf bis 20 Minuten auf und eine Wehe dauert etwa 30 bis 60 Sekunden an.

Mögliche Ursachen für vorzeitige Wehen:

• Jede Art von Scheideninfektionen und grippalen Infekten.

- Vorangegangene Fehlgeburten.

- Bei Zwillingen oder Mehrlingen kann der Körper auf Grund des großen Bauches „denken", dass es schon so weit ist.

- Erhöhte Fruchtwassermenge (Hydramnion).

- Plazenta-Insuffizienz (mangelnde Funktion des Mutterkuchens).

- Retardierungen (Wachstumsverzögerungen).

- Physische und/oder psychische Belastungen wie Ängste, Arbeit etc.

- Nikotin, Alkohol, Drogen, ungesunde Ernährung.

- Ungewollte Schwangerschaft.

Mein Rat:

- Stressauslösende Faktoren wie die Arbeit, die familiäre Situation und Ängste hinterfragen und abbauen. Denke darüber nach, eventuell eine Haushaltshilfe zu beantragen oder das Arbeitspensum zu reduzieren.

- Ruhe ... Ruhe ... und nochmals Ruhe!

- Aufklärende Gespräche mit deinem Arzt über die schwangerschaftsbedingte Dehnung der Gebärmutter in der 28. bis 32. Schwangerschaftswoche und den daraus resultierenden Kontraktionen.

- Entspannungsbäder mit Lavendelöl.

- Entspannungstechniken wie Yoga, Qi Gong, Tai Chi, Entspannungsmusik etc.

- Bereite dir einen Entspannungs-Tee zu: aufkochen und 10 Minuten ziehen lassen, trinke davon 2 bis 3 Tassen pro Tag.

- Außerordentlich gute Ergebnisse werden mit Akupunktur erzielt.

Meine Buchempfehlung:
Akupunktur für Hebammen, Geburtshelfer und Gynäkologen
Von Ansgar Römer

Homöopathie
Auf Grund der Vielfalt an homöopathischen Mitteln und der Komplexität möglicher Ursachen solltest du dich bei vorzeitigen Wehen an einen Homöopathen wenden, der dir hinsichtlich deiner persönlichen Symptome die passenden Mittel zusammenstellt.

Wadenkrämpfe

Insbesondere in der zweiten Schwangerschaftshälfte sind Wadenkrämpfe eine typische Begleiterscheinung, von der viele Schwangere betroffen sind. Wadenkrämpfe sind als eine vorübergehende Fehlfunktion der Nerven zu verstehen und werden meistens nachts zur Last.

Die Verschiebung des Flüssigkeits- und Mineralstoffhaushaltes bei Schwangeren und ein damit einhergehender Magnesiummangel sind die Hauptursachen von Wadenkrämpfen während der Schwangerschaft. Magnesium hat die Aufgabe, für die Entspannung der Muskeln zu sorgen.

Mein Rat:

• Regelmäßige Bewegung durch Spaziergänge, Schwimmen oder Radfahren.

• Massiere deine Waden, um die Durchblutung zu fördern.

• Iss magnesiumreiche Lebensmittel wie Nüsse, Vollkorn, Bohnen, Hülsenfrüchte, Fisch und Fleisch.

• Vermeide eine Überlastung der Waden durch zu langes Stehen oder Sitzen mit übereinandergeschlagenen Beinen.

• Magnesium, 310 - 350 mg täglich

Zahnfleischbluten

In Folge der hormonellen Veränderungen und der damit verbundenen Auflockerung des gesamten Gewebes kann davon auch der Mundraum betroffen sein, so dass das Zahnfleisch etwas leidet und es sporadisch zu Zahnfleischbluten kommt - vor allem im ersten Schwangerschaftsdrittel.

Mein Rat:

- Am sichersten ist es, wenn du einmal im ersten und einmal im zweiten Schwangerschaftsdrittel zur Kontrolle deinen Zahnarzt aufsuchst, der den Status deines Zahnfleisches überprüft.

- Achte auf eine konsequente Mundhygiene. Zähneputzen nach jedem Essen ist Pflicht, aber warte damit bis 30 Minuten nach dem Essen, da das Zahnfleisch direkt nach den Mahlzeiten noch besonders empfindlich ist.

- Um das Zahnfleisch zu schonen, verwende eher weiche Zahnbürsten oder sogenannte Interdentalbürsten, mit denen du besser an schwer zugängliche Stellen im Zahnraum kommst.

- Die Zahnpflege sollte mit möglichst wenig Druck vorgenommen werden.

- Benutze eine Zahncreme, die den Zahnschmelz schützt

- Mildes Mundwasser: 15 Tropfen auf ein halbes Glas Wasser, gründlich spülen.

Infektionen in der Schwangerschaft

Infektionen werden von Krankheitserregern ausgelöst. Meistens handelt es sich bei diesen Erregern um Viren oder Bakterien, die in den Körper eindringen, sich dort vermehren und zu Entzündungen führen. Die wohl bekannteste Infektion ist die Erkältung, von der jeder mindestens einmal im Jahr heimgesucht wird.

Die sogenannte Inkubationszeit ist diejenige Zeitspanne zwischen dem unmerklichen Eindringen der Krankheitserreger und dem Auftreten der ersten Krankheitssymptome. Diese Inkubationszeit ist je nach Art der eingefangenen Infektion unterschiedlich lang.

Im Normalfall ist das Immunsystem eines Menschen in der Lage, eingedrungene Krankheitserreger zu beseitigen, ohne dass es zu Komplikationen kommt. Sollte das Immunsystem geschwächt sein und seine Arbeit nicht in vollem Umfang verrichten können, werden Infektionen mit Impfungen oder Antibiotika behandelt.

Gegen die überwiegende Anzahl von Infektionskrankheiten hat der menschliche Organismus bereits Antikörper gebildet. Auch wenn dies in Ausnahmefällen nicht so ist, kommt es selten vor, dass sich eine werdende Mutter in der Schwangerschaft ansteckt. Und eine mögliche Ansteckung der Mutter bedeutet nicht, dass sich diese gleichermaßen auf das Ungeborene überträgt.

Dennoch kann es passieren, dass Krankheitserreger in den Organismus des Babys gelangen. In solchen Fällen verfügt die moderne Medizin erfreulicherweise über vielfältige Techniken und Möglichkeiten, vorsorgend einzuschreiten und Schaden vom Ungeborenen fernzuhalten.

Beim Austritt des Babys aus dem Geburtskanal besteht nochmal die Gefahr der Übertragung von Erregern, aber hier hat die Natur – deren ursächlichstes Bestreben es ist, immer neues Leben hervorzubringen – den sogenannten Nestschutz eingebaut. Dieses Geschenk der Natur beschützt Neugeborene in den ersten drei Monaten ihres Lebens gegen alle Infektionskrankheiten, die die Mutter bereits hatte, weil sie über die Plazenta die entsprechenden Antikörper erhalten.

Glossar

Anämie	Eisenmangel
Hypertonie	Bluthochdruck
Hypotonie	Niedriger Blutdruck
Obstipation	Verstopfung
Symphyse Beckenknochen	Verbindung des Schambeins mit den
Prostaglandin	Hormonähnliche Substanz
Uterus	Gebärmutter
Ödem	Wassereinlagerung
Gestose	Schwangerschaftsbedingte Erkrankung
Portio	Gebärmutterhals
TCM	Traditionelle Chinesische Medizin
Trimenon	Ein Drittel der Schwangerschaft
Plazenta-Insuffizienz	Mangelnde Funktion des Mutterkuchens
Hydramnion	Vermehrte Bildung von Fruchtwasser
Retardierung Entwicklung	Verlangsamung der kindlichen

Literatur

Schmiede/Augustin
Handbuch der Naturheilkunde

Arbeitsgemeinschaft Gestose Frauen e.V.
www.gestose-frauen.de

Hebammen-Forum
www.hebammen.forum.de

www.geburtskanal.de

Ingeborg Stadelmann
Die Hebammensprechstunde

Werner Stumpf
Homöopathie

Monika Werner
Ätherische Öle

Ansgar Römer
Akupunktur für Hebammen, Geburtshelfer
und Gynäkologen

Weleda
Heilliste für Hebammen und Geburtshelfer

www.keilig.de

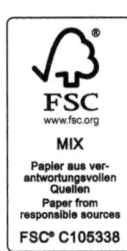

FSC
www.fsc.org
MIX
Papier aus ver-
antwortungsvollen
Quellen
Paper from
responsible sources
FSC® C105338

Herstellung und Verlag:
BoD- Books on Demand, Norderstedt
ISBN: 978-3-7528-1989-2